AF298447

IDÉES GÉNÉRALES

SERVANT DE BASE A LA

MÉTHODE CURATIVE

DU DOCTEUR H. HUGUET

DANS LES MALADIES GRAVES

ET LES CAS DÉSESPÉRÉS

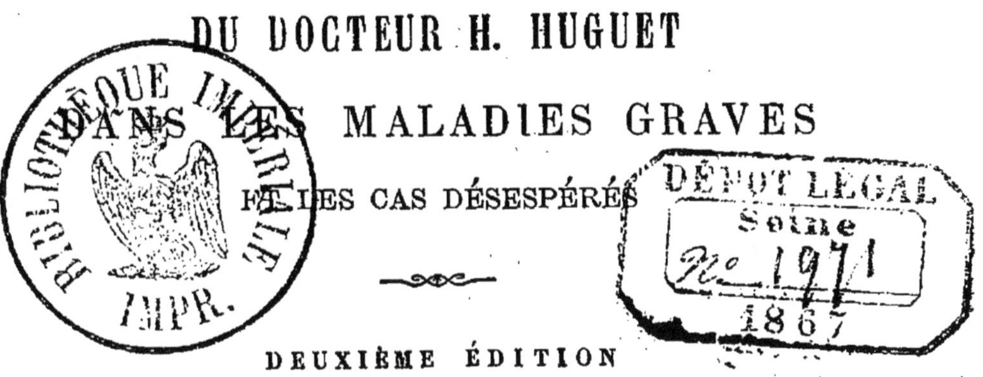

DEUXIÈME ÉDITION

SUIVIE D'UN APERÇU

SUR LES REMÈDES DOUX ET LES REMÈDES VIOLENTS

Prix : 50 centimes

PARIS

J.-B. BAILLIÈRE et FILS

LIBRAIRES DE L'ACADÉMIE IMPÉRIAEE DE MÉDECINE

19, rue Hautefeuille

CHEZ L'AUTEUR, 46, RUE DE LUXEMBOURG

PRÈS LA MADELEINE

1867

IDÉES GÉNÉRALES

SERVANT DE BASE A LA

MÉTHODE CURATIVE DU Dʳ H. HUGUET

De la confiance en la Médecine.

Pourquoi la confiance en la médecine va-t-elle toujours en diminuant? Pourquoi le plus grand nombre des malades abandonnent-ils le cabinet du médecin pour demander à tel ou tel spécialiste un remède à leurs souffrances?

La médecine est-elle restée stationnaire au milieu de toutes les découvertes modernes? Au lieu d'aller en progressant, suit-elle une marche rétrograde?

La maladie ne serait-elle plus ce qu'elle était autrefois? Les agents curatifs ne répondent-ils plus aux besoins de la thérapeutique?

Aucune de ces propositions ne nous paraît acceptable, et cependant bien des affections résistent aux efforts de l'art et sont trop souvent réputées incurables. Quelle est la cause de ces insuccès?

La cause, à notre avis, est dans le manque d'une véritable philosophie médicale, d'une méthode rationnelle dont le public intelligent puisse apprécier la sagesse, et qui fût basée sur une parfaite connaissance de l'homme.

La difficulté que l'on éprouve à guérir des malades, pour qui l'avenir devrait être beaucoup plus long que le passé, tient à ce que l'on ne veut pas considérer chaque moyen curatif comme un simple agent, bon en lui-même, sans doute, mais la plupart du temps insuffisant quand il ne devient pas nuisible, grâce à la fâcheuse application qui en est faite, agent qui, employé avec connaissance de cause, seul ou conjointement avec un plus ou moins grand nombre d'auxiliaires, aurait concouru à produire les plus heureux résultats entre des mains moins prétentieuses et habituées à n'avoir recours aux modificateurs qu'après une étude sérieuse du sujet.

Une autre cause d'insuccès est la croyance dans laquelle on a vécu et vit encore aujourd'hui, qu'un malade peut se guérir radicalement en attaquant chaque symptôme par un moyen spécial. Cette grave erreur est la conséquence d'une étude incomplète de l'organisation.

De la Gymnastique, de l'Électricité, de l'Hydrothérapie, etc., de leur utilité et de leurs dangers.

On reconnaît bien aujourd'hui l'importance de la circulation, on cherche dans les exercices de gymnastique, on demande à l'électricité, au massage, à l'hydrothérapie, etc., un contre-poids à la paresse organique et fonctionnelle, dont la richesse, les professions sédentaires, la télégraphie, les chemins de fer, sont venus encore augmenter les dangers en permettant à l'homme de ne tenir presque aucun compte du temps et de l'espace dans les rapports sociaux ; mais la circulation du sang n'est pas la seule indication à remplir.

Il faut d'abord, pour que le sang circule avec profit pour l'individu, qu'il soit dans des conditions physiques et chimiques convenables, il faut qu'on le mette à même de puiser, dans une bonne assimilation, les qualités voulues pour se charger du calorique et des éléments nécessaires aux fonctions qui lui sont dévolues. Il faut que le fluide nerveux soit dans les conditions requises sous le rapport de sa production et de sa répartition dans les principaux centres : le grand sympathique, le cerveau et tout l'arbre télégraphique nerveux.

Faites faire de la gymnastique pure à un individu qui a une mauvaise circulation reconnaissant pour cause seconde une trop grande densité des liquides, et vous courez la chance de le voir mourir, plus ou moins promptement, d'une hémorrhagie ou de tout autre accident par suite du trop grand desséchement de la trame organique, desséchement qui, s'ajoutant à l'état antérieur, finira bientôt par arrêter la circulation.

Électrisez simplement celui chez qui la répartition électro-nerveuse est gênée par une incrustation des conducteurs dans l'un ou l'autre de nos appareils organiques, et vous aurez des condensations partielles qui foudroieront, à un degré plus ou moins grave, tel ou tel organe, si ce n'est l'individu tout entier.

Traitez par l'hydrothérapie pure celui qui a des indurations du foie, de la rate, des ganglions lymphatiques, et chez qui la peau, les reins, etc., ne fonctionnent pas convenablement parce que le sang et les produits de sécrétion ne peuvent traverser ces organes à cause d'une obturation des vaisseaux et des membranes par des substances qu'il aurait fallu dissoudre préalablement à l'aide de moyens différents, dissolution qui se trouve empêchée par le contact inopportun de l'eau froide joint au manque d'une réaction organique suffisante, et vous éprouverez encore un insuccès que vous auriez évité en n'ayant recours à votre moyen qu'après l'emploi méthodique d'autres agents qui en auraient préparé l'utilité ultérieure ou coïncidente.

Ce ne sont donc pas les moyens spéciaux qui sont dangereux pour les malades, c'est l'abus de la spécialité voulant prendre la place de la méthode scientifique au lieu de lui donner la main pour profiter de ses indications.

De l'insuffisance des Études médicales actuelles.

Nos écoles de médecine sont-elles organisées de manière à garantir une connaissance complète du mécanisme et des fonctions du corps humain ?

Nous ne le pensons pas.

Dans la mécanique ordinaire, on peut souvent inspecter les rouages pendant leur fonctionnement.

Si la machine se dérange, que le mouvement s'accélère, se ralentisse ou s'arrête, on peut démonter les pièces, les examiner une à une, et constater, *de visu*, la lésion ou l'obstacle qui entrave la marche régulière.

L'anatomie nous rend bien compte de la composition des tissus, de l'organisation des membranes, des vaisseaux et des autres organes au point de vue de la forme, du nombre et de certains rapports. La physique, la chimie nous éclairent assurément sur certaines modifications des solides et des liquides de l'économie, mais déjà leur certitude diminue lorsqu'elles envisagent les fluides dans leur nature, dans leurs rapports avec les autres parties du système.

Mais où la faiblesse des études se fait gravement sentir, c'est dans l'appréciation exacte des fonctions organiques.

On a beaucoup écrit sur la digestion, sur le sang, les nerfs, le foie, la rate, etc. Cependant les opinions diverses des savants sur un même sujet prouvent assez l'insuffisance des moyens d'étude.

En effet, les recherches en physiologie ont constamment été faites ou sur des malades, ou sur des produits extraits de l'économie, ou sur des animaux mutilés par les expériences, ou sur des cadavres. Les résultats ne pouvaient être satisfaisants, puisque rien ne nous apprenait comment les choses se passent chez l'homme sain. D'abord, on ne pourrait rigoureusement conclure de l'animal à l'homme, de l'homme malade à l'homme sain, et ce n'est pas sur l'homme mort que l'on peut trouver les lois qui régissent l'homme vivant.

La connaissance acquise ne pouvait donc qu'être incomplète lorsqu'elle n'était pas, en tout point, contraire à la réalité.

Mais si l'incertitude de la médecine ordinaire, même dans les conseils qu'elle est appelée à donner à des parents dont la louable sollicitude s'inquiète, à si juste titre, sur l'avenir d'enfants mal conformés dès leur naissance ou incomplétement développés, n'est que trop évidente, quel est donc, en dehors des pro-

1.

cédés usuels et restreints des investigateurs, celui duquel on doit attendre la lumière ?

Ce moyen, la Providence l'a de tout temps mis à notre disposition.

Lorsque, dans sa grande bonté, sa haute sagesse, elle donnait à l'animal les moyens nécessaires pour satisfaire ses besoins, se garantir des dangers et remédier à ses souffrances, elle ne pouvait être moins généreuse envers l'homme, sa créature de prédilection.

Aussi, tandis que la brute a, pour diriger ses actes, le flambeau de l'instinct, l'homme a-t-il reçu en partage celui de l'intuition, qui n'est que la connaissance des choses non encore ramenée à la forme scientifique, mais qui n'en est pas moins une source précieuse de connaissances, intuition qui souvent marque le but avec plus de sûreté même que la spéculation scientifique, sujette, comme on le sait, à bien des tâtonnements, à bien des écarts. L'intelligence s'élève souvent aux vérités les plus importantes, naturellement, sans efforts, sous l'action même de la réalité.

La science vient ensuite expliquer cette marche de l'esprit. La véritable philosophie doit se trouver d'accord avec l'intuition ainsi comprise, et en être la théorie. Le vrai savoir serait donc le résultat des données de l'intuition et de celles de la science expérimentale contrôlées par la raison.

Celui qui aime avant tout la vérité se soucie plus du bien-être général que de son intérêt personnel. Ne s'arrêtant pas aux préjugés de son époque, il les respecte et passe outre pour explorer le terrain de la science par tous les moyens qui sont à sa disposition. De cette façon, la vérité, qui, comme la lumière, ne demande qu'à rayonner et à répandre la vie sur tous les êtres de la création, éclaire l'esprit, échauffe le cœur, et donne aux facultés l'énergie nécessaire pour remplir dignement la tâche qui nous a été confiée.

C'est avec la conviction la plus profonde, basée sur une assez longue expérience, que nous éveillons l'esprit de ceux qui se destinent à la médecine sur ces idées de la plus haute importance, persuadé qu'ils éprouveront, dans l'exercice de leur art et surtout dans le commencement de leur carrière, de cruelles déceptions si, satisfaits de ce qu'ils auront appris dans les écoles, ils veulent affronter, privés des forces et des ressources nécessaires, les difficultés de la médecine.

Des principaux groupes de l'homme.

Lorsqu'on envisage l'homme dans les principaux actes de son existence, on distingue trois ordres de faits :

1º Des faits moraux ;

2º Des faits physiques ou matériels ;

3º Des faits de nature mixte tenant en partie à l'ordre moral, en partie à l'ordre matériel. A chacun de ces trois ordres de faits correspond un groupe primitif.

Aux faits moraux correspond le groupe des facultés morales dont l'esprit est le sujet ;

Aux faits physiques correspond le groupe des organes dont la matière fait la base ;

Aux faits de nature mixte correspond le groupe fluidique, qui n'est que l'ensemble des évolutions de l'agent électro-nerveux dans les divers actes de l'organisme.

Ces trois groupes forment une véritable fédération soumise aux lois du mouvement général de l'économie.

Aucun de ces groupes primitifs n'éprouvant, dans l'homme, de modifications indépendantes de celles des autres groupes auxquels il se trouve associé, il s'ensuit qu'une connaissance complète de l'homme en état de santé, comme en état de maladie, ne peut avoir lieu sans une étude sérieuse des rapports solidaires qui unissent ces groupes entre eux.

Il n'y a pas un acte du groupe supérieur ou spirituel qui ne puisse être influencé par une modification des deux autres, et réciproquement.

Le fonctionnement normal de chacun de ces groupes, isolément et collectivement considéré, constitue la santé ; leur fonctionnement anomal constitue la maladie. Faisons remarquer, en passant, que l'étude du plus important de ces groupes, le groupe spirituel, est précisément celle qui est le plus négligée de nos jours.

Cependant ne voyons-nous pas que l'essence spirituelle de l'homme joue le principal rôle dans la formation et le développement des organes, que c'est à l'aide d'une force plastique et agrégatrice, l'électricité animale, que l'esprit de l'homme façonne la trame des tissus, transforme ces tissus en membranes, en vaisseaux et en appareils utiles aux fonctionnements de l'individu? Les modalités du groupe spirituel sont donc très-utiles à connaître au point de vue philosophique

1..

d'abord, ensuite à celui de la physiologie et de la thérapeutique : car l'expérience a souvent prouvé que la vie peut être modifiée et cesser même chez l'homme, aussi bien sous le coup d'un grand plaisir que sous le coup d'un chagrin profond; le foudroiement subit de plusieurs personnes, par l'un ou l'autre de ces modificateurs, est là pour appuyer notre assertion.

Quant au groupe fluidique, que nous plaçons en deuxième ordre, bien que son importance soit moins grande que celle du groupe spirituel, elle n'en est pas moins considérable. C'est lui qui, sous le nom de fluide nerveux, établit les rapports entre l'esprit et la matière; ce sont ses rayonnements, ses vibrations excentriques et concentriques qui interviennent dans les conceptions endogènes de l'esprit et dans ses perceptions exogènes ou ayant leur point de départ en dehors de l'individu. C'est la rareté de ce fluide, sa répartition anomale qui produisent la plupart de ces phénomènes assez légèrement attribués aux caprices du sang et aux écarts du système nerveux.

Le troisième groupe ou groupe moléculaire représente la résistance située à l'extrémité du levier électronerveux, l'esprit représentant la puissance située à l'extrémité opposée. C'est ce groupe qui tombe le plus directement sous nos sens, celui que nous voyons, que nous touchons; il est soumis à une multitude de combinaisons sous l'influence de l'esprit et de son agent principal le fluide électro-nerveux.

Les sous-groupes principaux qui naissent du groupe moléculaire sont les gaz, les liquides et les solides du système qui, par des combinaisons diverses, concourent à la formation et au développement des organes.

On peut déjà remarquer que cette manière naturelle d'envisager l'étude de l'homme au point de vue médical est la plus simple et, nous aimons à le croire, la plus rapprochée de la vérité. Elle nous permet de nous former une idée exacte de la santé, de la maladie, de la médecine, du médecin et de la thérapeutique.

En effet, ayant étudié chacun des groupes primitifs individuellement, connaissant leur action solidaire dans la formation des organes et les actes de l'économie, nous comparons les modalités de ces groupes à l'état normal, leurs modalités à l'état anomal, puis nous constatons les différences. Nous ne nous arrêtons pas à l'étude simple des organes dans notre diagnostic ; nous remontons, aussi loin que possible, dans l'étude analytique des groupes primitifs dont ces organes sont formés, car les causes morbides peuvent exercer leur action directe, non-seulement sur les organes, mais même sur les groupes primitifs qui les constituent. Il ne nous paraît même pas possible qu'un organe soit modifié, pendant la vie, dans ses apparences, sans modifications des groupes primitifs. C'est donc bien moins l'organe lui-même qui doit occuper le médecin que les rapports de quantité et de qualité des groupes primitifs qui constituent l'ensemble de l'organisation humaine.

De la Maladie ou rupture d'équilibre.

Tantôt la maladie ou la rupture d'équilibre commence par le groupe supérieur, tantôt par le moyen, tantôt par l'inférieur.

Les causes de perturbation sont endogènes ou exogènes suivant qu'elles ont leur point de départ en dedans ou en dehors de nous. Ces causes sont elles-mêmes ou spirituelles, ou fluidiques, ou moléculaires, et les conséquences de leur action sont en raison directe de leur importance et de leur intensité. La perturbation d'un groupe peut coïncider avec la perturbation d'un autre groupe ou des deux autres simultanément, et les états morbides seront d'autant plus graves que les groupes de premier ordre seront plus sérieusement atteints; l'état sera d'autant plus compliqué que plusieurs groupes seront plus profondément compromis.

Ce serait ici le moment d'entrer dans l'étude analytique des divers sous-groupes de l'économie sur la nature et les fonctions desquels notre manière d'étu-

dier les choses nous a fait acquérir des idées nou-
velles; mais les bornes d'une introduction ne nous
permettent aucun détail; l'exposé de nos recherches
trouvera sa place dans les études que nous publierons
successivement sur ces graves et intéressants sujets.
Pour le moment, contentons-nous d'indiquer la marche
que nous avons prise pour connaître les souffrances de
l'homme et les moyens de les guérir.

De même qu'il n'y a qu'une santé, il n'y a qu'une maladie.

Une des conséquences principales de notre manière d'étudier l'homme est de ne jamais perdre de vue l'ensemble de l'économie dans l'appréciation de tel ou tel fait, intéressant plus ou moins tel ou tel organe, telle ou telle fonction. Un fait pathologique pour nous, qu'il se passe à la peau ou sur telle partie du corps qu'il vous plaira, ne se présente jamais comme un fait isolé, sans rapports avec toutes les autres parties du système ; et, comme d'après nos idées, c'est toujours l'esprit qui éprouve la douleur, et que la douleur ne peut être perçue par lui qu'à l'aide du fluide électro-nerveux et de la matière indispensable à notre existence terrestre, c'est toujours au point de vue de l'ensemble que chaque fait pathologique doit être examiné.

Une autre conséquence est de ne considérer chaque fait, appréciable par nos sens, que comme une production d'autres faits plus ou moins apparents, une espèce d'inflorescence morbide ayant sa source dans une perturbation plus ou moins considérable des groupes constituants de l'économie. De cette façon, nous n'envisageons la variété organique et fonctionnelle qu'au point de vue de l'unité de l'ensemble : jamais nous n'oublions le malade pour ne nous occuper que de telle ou telle partie dont l'état actuel s'éloigne des conditions normales. Les diverses affections, loin d'être pour nous des individualités circonscrites ayant leurs lois propres et indépendantes, ne sont que des modalités des groupes constituants, et comme telles soumises aux lois de la solidarité.

Au lieu d'admettre des centaines de maladies sans connexion de l'une à l'autre, nous ne reconnaissons qu'une maladie, la rupture d'équilibre, qui se manifeste par des phénomènes plus ou moins nombreux, que l'on a pris pour des maladies individuelles, et que l'on traite encore trop généralement, comme si tout se bornait à les modifier dans les limites où ils paraissent être circonscrits, sans avoir égard à toutes les autres parties de l'ensemble.

On pourrait comparer les symptômes saillants à ces mendiants de place publique qui ne craignent pas d'exprimer à haute voix leurs besoins réels ou simulés, tandis que d'autres êtres, plus dignes de fixer l'attention, souffrent dans l'ombre d'un malaise dont une perspicacité humanitaire toute spéciale peut seule deviner l'existence.

De l'unité thérapeutique.

Après avoir essayé de détruire par le raisonnement le despotisme individuel de tous ces phénomènes qu'on laisse trôner depuis trop longtemps, en dépit du bon sens, dans les nosographies, sous les noms pompeux de maladies nerveuses, inflammatoires, goutteuses, rhumatismales, etc., etc., affections qui, comme la phthisie, l'hydropisie et autres, ne sont que les phénomènes apparents de la maladie réelle; après avoir tenté de simplifier l'étude de l'homme et l'avoir ramenée à la variété dans l'unité, au point de vue de l'étude de la maladie et de la guérison des malades, nous devions arriver tout naturellement à l'unité thérapeutique. La vraie médecine est celle qui tend par une méthode scientifique, et à l'aide de moyens différents pouvant être groupés, suivant les cas, en un faisceau considérable, à entretenir l'équilibre dans l'économie humaine et à le rétablir lorsqu'il a été troublé. Le véritable praticien est donc dans la nécessité de connaître à fond la manière d'agir et l'emploi de tous les moyens spéciaux; il doit avoir mis la main à l'œuvre ; avoir vaincu les répugnances qui lui auraient fait regarder cette main-d'œuvre comme contraire à sa dignité. Tout travail devant conduire au progrès de la science et au bonheur de l'homme se trouve par le fait ennobli.

C'est faute d'avoir suivi cette voie rationnelle que l'on est resté impuissant en face de tant d'affections qui sont loin d'être toujours incurables, et pour la guérison desquelles et médecins et malades ont perdu tout espoir.

Simple dans ses principes, variée dans ses ressources, la vraie thérapeutique n'agit pas dans l'ombre et le mystère, ne craint pas la discussion et ne recule jamais devant les explications qu'on lui demande sur sa manière de voir et d'agir. Ne devant rien au hasard, elle attend tout de la logique, et son plus grand bonheur est de voir les résultats de ses actes d'accord avec les prévisions du raisonnement.

Apercu sur les remèdes doux et les remèdes violents.

—

A la suite des considérations précédentes, nous croyons remplir un devoir de premier ordre en appelant sérieusement l'attention des malades sur un préjugé, un malentendu qui trop souvent exerce une grande influence sur le traitement qu'on leur fait suivre, leur soulagement, leur guérison.

La façon dont on s'exprime, les idées qu'on a généralement sur ce qu'on appelle à la légère, sans nul examen, *remèdes doux*, *remèdes violents*, entraînent à chaque instant les erreurs thérapeutiques les plus signalées, les plus *graves*.

Si, rarement, les mots sont judicieusement employés, jamais ils n'ont, plus que dans le cas dont il s'agit, un sens impropre et contraire à la vérité.

Car, pour nous, s'il y a quelques remèdes énergiques, IL N'Y A PAS DE REMÈDES VIOLENTS, si ce n'est ceux qui ne répondent pas ou s'opposent au vœu de la nature.

La connaissance parfaite d'une affection, l'enchaînement logique, graduel, successif, de ses phénomènes évolutifs, les *tendances* de l'organisme au rétablissement de l'équilibre, appellent souvent l'emploi d'agents curatifs doués d'une certaine énergie, mais n'offrant *jamais* le moindre danger si on les administre à propos, avec connaissance de cause.

Tandis que le remède le plus *doux* du monde, le calmant le plus certain, en arrêtant souvent, au lieu de les seconder, les *efforts* plus ou moins pénibles de l'organisme pour se débarrasser de certaines causes de trouble gênant plus ou moins le mouvement régulier des fonctions, met le malade sur la pente des lésions organiques, des maladies incurables, et finirait par abréger ses jours en devenant, malgré sa prétendue *douceur*, par ses *conséquences* d'une *violence extrême*, en se rendant en quelque sorte *complice* du mal au lieu de le conjurer, de le combattre avec vigueur.

Quoi de plus inoffensif en lui-même qu'un exercice du corps modéré ; qui le soupçonnerait de pouvoir présenter, dans la chlorose et l'anémie, par exemple, le moindre inconvénient? J'ai cependant rencontré des malades auxquelles l'exercice le plus doux produisait l'effet d'un remède violent. Les forces, l'appétit, le sommeil, se perdaient de plus en plus, et ce n'est qu'en conseillant le séjour au lit pendant plusieurs semaines, que j'ai pu rappeler la santé et rendre les promenades utiles.

On pourrait en dire autant des aliments qui, dans certaines conditions, sans aucune lésion organique du reste, deviennent, malgré la douceur de leur nature et de leur préparation, de *véritables poisons*. L'air, la lumière même, qui nous impressionnent si agréablement dans les conditions ordinaires, deviendraient d'une violence extrême pour nos yeux et nos poumons, si nous avions été soustraits à leur influence pendant assez longtemps. La douceur et la violence des agents curatifs tiennent donc *bien moins à leur nature* qu'aux *circonstances* et à la *manière* de les employer.

Je ne veux pas dire pour cela qu'on ne *doive pas chercher à adoucir* les souffrances du malade, *tout au contraire* je crois que c'est une des *premières indications à remplir*, mais il faut bien se garder, sous prétexte de *conjurer la douleur*, de s'opposer aux efforts de la *réaction organique* par des narcotiques, dont l'effet serait la paralysie plus ou moins complète du système nerveux, la diminution de la circulation et des troubles de nutrition de la plus grande gravité.

Combien de malades en croyant se soulager d'une toux fatigante opèrent sans le savoir un véritable suicide !

On sait, du reste, que certaines douleurs de nature

expulsive, comme celles de la parturition, doivent être respectées, favorisées même dans leur tendance, comme cela se voit tous les jours. Aussitôt l'organe débarrassé par la sortie, l'expulsion plus ou moins pénible du corps étranger, les douleurs cessent, le calme arrive et l'économie revient petit à petit, par une série de phénomènes logiquement enchaînés à ses conditions normales.

Cet exemple du travail douloureux, quoique des plus naturels, de certains organes pour se débarrasser d'un produit devenu gênant pour eux, aurait dû rendre plus défiant au sujet de ces prétendus calmants qui, sous les formes les plus séduisantes, ne font en quelque sorte que *bâillonner* les organes pour étouffer leurs plaintes, en les privant des véritables remèdes dont la sage énergie eût produit un calme moins prompt, mais *durable*, et sans *aucun danger pour leur existence*.

En réfléchissant un peu sur les douleurs vives que fait éprouver le trouble de certaines fonctions à l'état normal, douleurs qu'on ne cherche cependant à calmer qu'en rendant aux organes leur liberté fonctionnelle, en les aidant à se débarrasser, on serait bientôt fixé sur la valeur réelle des mots et des choses qu'ils expriment. Lorsque l'organisme manifeste, par une *sensation douloureuse*, un pressant besoin d'opérer une élimination retardée déjà par une circonstance quelconque, ne songera-t-on pas plutôt à répondre à ses tendances, à favoriser ses efforts expulsifs, qu'à paralyser ces mêmes efforts, à les rendre impuissants, pour se soustraire à une douleur dont on aurait méconnu la signification? Ce que nous exprimons est de la plus haute gravité; une longue expérience nous a confirmé dans cette manière de voir. Aussi, dans la plupart des cas, surtout lorsque la douleur n'est pas assez vive pour amener des accidents qui, loin de seconder les efforts de la réaction, pourraient l'entraver en crispant, par choc en retour, certains organes ayant besoin d'être dilatés, ne cherchons-nous à la faire cesser qu'en la calmant d'*une manière indirecte*, en *favorisant la réaction* d'une part, ce qui abrége la durée du *travail critique*, et en *enlevant* ou diminuant la *résistance de l'obstacle* au jeu régulier des fonctions.

Nous nous gardons bien de traiter une affection catarrhale des voies de l'air par des moyens capables de paralyser la réaction, en arrêtant la toux et l'expectoration qui en est la suite; le balayage des voies respiratoires par la toux étant un *moyen curatif spontané*, que l'art doit aider au lieu de l'entraver, et qu'il doit ne faire disparaître qu'après avoir chassé de l'économie, par une *méthode rationnelle* de traitement, la *matière morbifique* que l'organisme renferme, sous des formes diverses, en rapport avec la texture et les fonctions des organes.

Je ne m'étendrai pas davantage sur ce sujet, auquel on pourrait donner de longs et curieux développements. La sagacité du lecteur continuera cette étude pour en faire son profit; il se représentera les cas analogues à celui du catarrhe des voies de l'air, les efforts de l'estomac, des intestins, de la peau, etc., pour se débarrasser des humeurs altérées qui les gênent, et se gardera bien, sous prétexte de calmer une souffrance, du reste supportable, ou d'arrêter un phénomène ennuyeux, de s'exposer à des accidents plus graves qui mettraient sa vie en danger.

Nous ne voulons plus que dire un mot relatif aux rapports de cause à effets dans les maladies.

Quelques savants, dont l'imagination avait fini par dépasser le génie de la nature, ne voulaient plus qu'on s'occupât de la cause des affections, sous prétexte que cette cause n'avait aucune importance au point de vue du traitement, et que combattre chaque symptôme par un moyen *prétendu spécifique*, le plus possible en rapport avec l'idée qu'ils s'étaient faite du mal, devait suffire aux indications.

Cette manière de voir, que bien des esprits judicieux osent trouver étrange et contre nature, règne encore plus qu'on ne saurait le croire; elle est entretenue par une étude trop exclusive, trop étroite et trop circonscrite des lésions organiques que l'on rencontre après la mort; on s'est imaginé, comme conséquence d'un matérialisme aussi dangereux que déraisonnable, que la maladie consistait tout entière en ces sortes d'altérations.

Cependant l'expérience, tant invoquée de nos jours, aurait dû ramener aux véritables principes.

Combien ne trouve-t-on pas de cas de mort où l'autopsie même ne révèle aucune lésion apparente, la maladie ayant duré plus qu'il ne fallait pour altérer les tissus, et l'habileté des investigateurs ne laissant rien à désirer?

Ne sait-on pas du reste, comme nous l'avons dit plus haut, que la vie peut s'éteindre par le fait d'un plaisir trop vivement et trop précipitamment ressenti, aussi bien que sous le coup d'un chagrin profond? Quelle lésion organique présentera le cadavre des individus frappés de la sorte? Aucune assurément. Une cause a existé cependant avec sa conséquence terrible : la mort!

Quel rapport unissait l'une à l'autre? l'anatomopathologie ne saurait nous le dire; dans une prochaine publication, nous croyons pouvoir l'établir clairement. Pour le moment, contentons-nous d'affirmer que la *cause* d'une maladie est un élément de premier ordre dans le problème de la guérison ; que les effets de cette *cause* ne peuvent être détruits tant que cette cause subsiste ; que, la cause première enlevée, il reste presque toujours des *effets secondaires* qu'on doit considérer comme *cause* d'autres accidents, et que les remèdes appelés *doux* peuvent être les *complices* du mal de plusieurs manières :

1° Par leur impuissance à détruire les accidents primitifs et secondaires, encore bien moins les lésions organiques ;

2° En laissant le malade dans une fausse sécurité ;

3° Par la perte d'un temps précieux qui permet aux accidents d'augmenter en nombre et en intensité, compromet la vie des malades et finit par amener la mort.

Quand on observe avec quelle facilité certains malades accueillent l'emploi d'une foule de moyens qui répondent si mal à une indication pressante, tout en laissant subsister les causes premières et secondes qui entretiennent tous les troubles actuels, moyens dont l'impuissance curative, mille fois reconnue, brille sur l'autel de la thérapeutique comme les ornements d'un faux culte sur l'autel de fausses divinités, on se demande où le bon sens et le jugement ont pu se réfugier !

Trois données constituent le problème de la guérison :

1° L'étude anatomique des organes ;

2° L'enchaînement des troubles organiques, par ordre temporaire de développement successif, envisagés sous le rapport de cause à effet ;

3' L'emploi raisonné des remèdes capables de rendre aux organes leur état normal, en faisant cesser les troubles destructeurs de l'harmonie entre les éléments du système.

Toute autre méthode en rapport avec les idées préconçues d'irritation, d'inflammation, de nervosités *primitives*, etc., idées se rattachant à des accidents secondaires de moindre importance, dont on fait encore des *entités* de premier ordre, d'où sortiraient nos affections comme d'autant de compartiments de la redoutable boîte de Pandore, toute autre méthode, dis-je, est indigne de la science physique de nos jours, de l'élévation d'esprit de la nouvelle école et des hommes de génie qui l'ont préparée.

On sait du reste à quoi s'en tenir sur les propriétés et les forces vitales de l'ancienne physiologie, que nous étudierons en détail dans notre *Exposé de médecine homéodynamique*, forces dont le culte a singulièrement pâli depuis que la science a reconnu que la vie, définie par nous la *série phénoménale de l'être*, obéissait, dans l'homme, aux mêmes lois de dynamique, d'hydraulique, de mécanique, etc., que les autres êtres, les autres corps de la nature, depuis la molécule la plus profondément enfouie dans le sol jusqu'à la constellation la plus éloignée de nos yeux.

C'est donc dans l'étude des rapports analogiques et différentiels, qu'il faut chercher les causes de nos maladies et leurs véritables remèdes.

En résumé, et pour clore cet aperçu succinct sur les remèdes *dits violents* ou *doux*, nous ajouterons :

1° Que tous les phénomènes pathologiques ne sont que des déviations de l'état normal, plus ou moins entachées de matières *parasitaires*, retenues dans les organes par des troubles primitifs ou secondaires de la nutrition ;

2° Qu'en examinant analytiquement les rouages de la machine humaine, on trouve les causes de son dérangement et on découvre les parasites, de diverses sortes, plus ou moins bien cachés dans les tissus organiques ;

3° Que les maladies présentent des nuances individuelles, bien qu'elles aient l'organisme et ses fonctions pour terrain commun ;

4° Qu'on ne peut identifier une affection observée chez un malade à une autre affection supposée de même nature, puisque, chez deux malades, les phénomènes morbides ne se ressemblent ni en nombre, ni en intensité, ni pour les formes, etc. ;

5° Que le fonds commun, véritable, qu'il faut étudier comparativement, c'est l'anatomo - physiologie d'une affection avec l'anatomo-physiologie d'une autre affection ; qu'ainsi on trouve des différences normales et des différences pathologiques qui seront en rapport avec les différences normales et amèneront des variétés dans l'emploi des divers modes de traitement.

FIN

TABLE DES MATIÈRES

	Pages
De la confiance en la médecine	3
De la gymnastique, de l'électricité, de l'hydrothérapie, etc., de leur utilité et de leurs dangers	5
De l'insuffisance des études médicales actuelles	8
Des principaux groupes de l'homme	12
De la maladie ou rupture d'équilibre	17
De même qu'il n'y a qu'une santé, il n'y a qu'une maladie	19
De l'unité thérapeutique	21
Aperçu sur les remèdes doux et les remèdes violents	23

FIN DE LA TABLE

Paris. — A. PARENT, imprimeur de la Faculté de Médecine,
rue Monsieur-le-Prince, 31.

EXPOSÉ

de

MÉDECINE HOMŒO-DYNAMIQUE

Son accord avec les lois de la physique générale
et l'observation clinique.

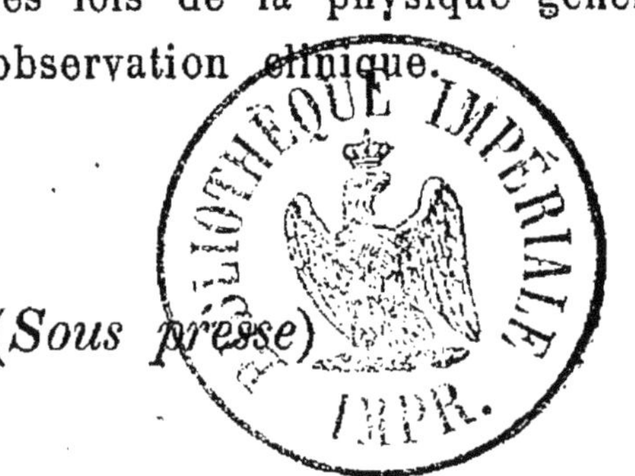

(Sous presse)

www.ingramcontent.com/pod-product-compliance
Ingram Content Group UK Ltd.
Pitfield, Milton Keynes, MK11 3LW, UK
UKHW020100100726
13658UKWH00004B/1882